AF299234

DE LA NATURE

ET

DE L'HOMME,

PLAN RAISONNÉ

DE MATIERE MÉDICALE,

Dans lequel on rapporte à la Médecine, les connoiſſances anciennes & modernes de la Phyſique & de la Chymie.

PAR M. ALPHONSE LE ROY,

Docteur, Régent de la Faculté de Médecine de Paris.

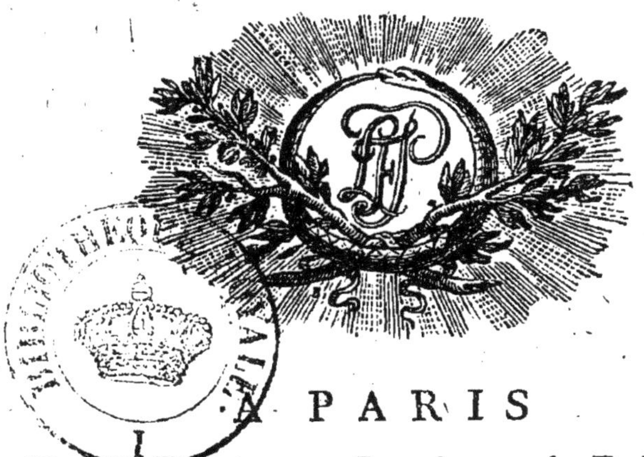

A PARIS

Chez L. F. PRAULT, Imprimeur du Roi, Quai des Auguſtins, à l'Immortalité.

M. DCC. LXXXV.

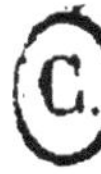

Tc 139/44

AUX ÉTUDIANS

EN MÉDECINE.

Messieurs,

Plusieurs parmi vous m'ont souvent demandé la marche que je suivois dans mes cours, afin de conformer, sur ce plan, celui de leurs études. Je vous offre ici l'ordre dans lequel je traite des objets qui composent mon cours de Matiere Médicale. Recevez un faisceau de principes dont mon enseignement fournit le développement. Les gens du monde & les jeunes Médecins ont la plus fausse opinion de l'art de guérir: les uns les autres croyent que la Médecine s'occupe principalement à chercher des remedes : mais ce qui reussit dans un individu, ne reussit pas dans un autre, dans la même circonstance. Les remedes sont infideles, une méthode ne l'est pas. La Médecine est une science : eh ! comment ne le seroit-elle pas, puisqu'elle les embrasse toutes ? Chaque science a une méthode fondée sur des principes surs & certains : celle que j'enseigne sera peut-être suivie d'un petit nombre, parce qu'il faut étudier pour l'entendre & pour en faire l'application. J'ai

toujours defiré qu'on établit un Collége ou Sémi-
naire de Médecine, dans lequel l'ordre & les exercices
établiroient une neceffité preffante d'étudier. L'au-
torité a, fur la Médecine, beaucoup de maux à
réprimer, beaucoup de biens à faire. Jamais on n'ai-
ma la vie avec plus de paffion, jamais on ne s'eft
moins occupé de la fcience qui calme les douleurs &
repouffe la mort. Le charlatanifme aura toujours
une certaine vogue, parce qu'on fera toujours porté, malgré l'expérience fatale, vers un remede
fimple, facile, applicable à tous les cas, & dont
chacun fe rend l'arbitre. Tout le monde fent l'utilité d'un remede, bien peu fentent la néceffité d'une
méthode ; & c'eft cette néceffité, Meffieurs, que j'efpe-
re vous faire connoître. On vomit, depuis long-tems,
contre la Médecine, une foule d'injures & de clabau-
deries : cette fcience, qui ne s'acquiert que par la
méditation, ne fe produit, néanmoins, que par
la bienfaifance. Le vrai Medecin fe confole facilement des mépris qu'il partage avec la Nature. Mon
amour pour la Médecine m'a porté à vous commu-
niquer les fruits de mes longs travaux : je défire
qu'ils foient utiles au Public & à vous.

MESSIEURS,

J'ai l'honneur d'être votre ferviteur

ALPHONSE LEROY.

DE

DE LA NATURE

ET DE L'HOMME.

PLAN raisonné d'Etude & d'Enseignement d'une partie de la Médecine, appellée Matiere Médicale.

L'HOMME a la puissance la plus étendue sur lui-même; il peut, en exerçant son intelligence à la culture de son espèce, l'améliorer au physique & au moral, à un point qu'il ne connoît pas encore & dont la Médecine ne lui donnera l'idée que lorsqu'elle aura pour base l'étude des grandes masses & des grands phénomènes de la Nature.

Pénétré de cette importante vérité, nous osons tracer rapidement un ordre pour étudier, pratiquer & enseigner une partie de la Médecine appellée *Matiere Médicale*, partie dans laquelle l'étude de la physique est très recommandable.

La *Matiere Médicale* embrasse les moyens que les élémens, les mixtes & les trois regnes de la Nature fournissent à l'homme pour entretenir

A

fon économie dans l'état naturel , pour la modifier, la perfectionner, & fur - tout pour la rame-
ner de la maladie à la fanté.

Cette fcience fi néceffaire eft encore au ber-
ceau , & rien ne prouve mieux fon imperfection
que le vague & la mifere des théories ordinaires;
ce font des claffes incomplettes, des dénomina-
tions qui ont varié, felon qu'on a confidéré nos
organes, nos humeurs, ou leurs détériorations,
ou les principes conftituans des fubftances mifes
en ufage. Tels font les effets d'une théorie in-
certaine ; elle fubftitue des mots à la fcience. Un
fyʒʒême complet de Matiere Médicale eft
encore- à naître.

L'obfervation, néanmoins, a donné quelque régles, mais l'empirifme ne peut embraffer
la fcience entiere ; il ne peut la réduire en
principes, en faits généraux, d'où découlent
les autres faits comme fubféquens; & lorfque
l'efprit ne faifit que des chaînons diffociés,
il ne peut en embraffer qu'un certain nombre,
tandis que s'ils font liés les uns aux autres il
tient par les premiers tous ceux qui y font
annéxés.

Dans la fcience de la Matiere Médicale, il
faut un bel ordre, un grand enfemble qui lie
toute la Nature à l'Homme, & l'Homme à la
Nature entiere.

Lorſque la phyſique, la chimie, & toutes les ſciences naturelles levent chaque jour une partie du voile myſtérieux qui nous dérobe la marche de la Nature, lorſque les arts & les ſciences ſe perfectionnent par une foule de découvertes, la Médecine qui devroit la premiere participer à ces grands avantages, ne fera-t-elle pas des progrès ultérieurs : ne deviendra-t-elle pas plus heureuſe dans la recherche des cauſes premieres, dans l'explication des effets, & dans la découverte des moyens d'arriver à ſes fins, & de perfectionner les individus humains & leur eſpece ?

Si la Médecine fut tant cultivée, tant honorée chez les Anciens, c'eſt que ſon utilité fut véritablement ſentie. Quels hommages ne mériteroit-elle pas à préſent, & quel avantage ne procureroit-elle pas, ſi, mettant à contribution toutes les connoiſſances anciennes & modernes, elle formoit un grand & bel enſemble, dont les connoiſſances les plus certaines d'une haute & ſublime phyſique & d'autres ſciences naturelles, calculées par une profonde philoſophie, feroient la baſe ? C'eſt ce dont le grand Oracle de la Médecine prévoyoit tout l'avantage & ſentoit l'abſolue néceſſité, lorſqu'il diſoit : *Le Médecin commence où finit le Philoſophe.* A 2

Nous ofons, dans ces vues, offrir aujour-
d'hui un effai de la maniere, & de bannir un
empirifme mal réglé, & d'établir une chaîne
de faits qui formeront une théorie propre à
expliquer une foule de phénomenes inexpli-
qués jufqu'à préfent dans l'Homme. Comme
notre économie eft formée fur le plan de
celle de toute la Nature dont elle eft une
des plus belles parties, nous avons cru, pour
mieux en parcourir les dédales, devoir lier
l'étude de l'une à celle de l'autre, c'eft pourquoi nous divifons ce plan de la maniere
fuivante.

Premiere Partie. Des élémens, des principes
& des mixtes qui compofent l'économie de
la Nature, de leurs rapports à l'économie individuelle de l'Homme.

Deuxieme Partie. De l'Homme confideré
dans fon enfemble & dans toutes fes parties,
de fes rapports, & de fes liaifons avec la Nature entiere.

Troifieme Partie. Des fubftances des trois
regnes de la Nature, de leurs combinaifons,
de leurs rapports à l'économie entiere de
l'homme.

PREMIERE PARTIE.

Des Elémens, des Principes & des Mixtes qui compofent l'économie de la nature, de leurs rapports à l'économie individuelle de l'Homme.

L'ÉTUDE des élémens n'appartient pas moins à l'étude de la Médecine qu'à celle de la philofophie : les principes élémentaires modifient l'Homme de la maniere la plus étonnante, parce qu'ils obéiffent dans l'Homme à des loix qui leur font imprimées dans le refte de l'univers.

La plus haute antiquité n'admit que deux élémens. Ils ont été appellés par Moïfe, le premier *Ciel*, le fecond *Terre*. Le premier élément a été appellé par d'autres *feu, principe de mouvement*, &c. &c.

Nous traiterons de l'union du premier élément avec le fecond, à des proportions différentes, ce qui a produit une quantité prodigieufe de principes, qui, en s'uniffant entre eux, à des proportions différentes, ont formé différens mixtes, & les proportions différentes de ces mixtes différens compofés. Ces principes,

A 3

ces mixtes se transmuent perpétuellement les uns dans les autres, c'est ce qu'on peut appeller leur vie & leur mort.

Le premier élément imprime dans la Nature le mouvement à tous les corps. Il obéit à des loix que l'immortel Newton a développées sous les noms d'attraction, de gravitation, de répulsion, de force centrifuge & centripete: ces loix ne font qu'une force primitive, unique & simple, car la répulsion n'est qu'un mode de l'attraction. Le premier principe a une élasticité au moyen de laquelle le Créateur a imprimé peut-être le mouvement à l'univers. Ce premier principe, par rapport à nous, émane du soleil, centre de notre système planétaire. Il a une affinité avec tous les corps de notre globe, & cette affinité varie dans chacun d'eux selon certaines loix. Lorsqu'il sort d'un corps il va s'unir à d'autres ou se refluer vers sa masse ou son origine.

De la Lumiere. On a imaginé divers systêmes pour rendre raison de la maniere dont elle est envoyée du soleil à la terre; elle est un être composé. Elle se divise en parties qui ont des proportions différentes d'élémens. Elle est en affinité avec tous les corps, mais diverfement avec chacun d'eux. Elle fe combine & fe fixe dans toutes les fubftances. En fe condenfant elle produit la chaleur, dont on peut aujourd'hui détailler la nature & les effets. Il exifte à ce fujet une belle expérience de M. de Sauffure, qui a été perfectionnée par M. Ducarla, & expliquée dans fa théorie favante fur le feu & la lumiere. La décompofition de la Lumiere forme les couleurs. Sa combinaifon différente fur les différentes parties de la furface du globe, produit des effets qui operent jufque dans fon intérieur. La Lumiere eft néceffaire à la folidification des végétaux, & à la perfection des animaux. Elle a les plus grandes influences fur toute l'économie animale, & fur-tout fur le fluide qui circule dans les nerfs : l'étude de la Lumiere peut perfectionner les hautes Sciences, la Médecine & les Arts.

De l'Electricité. Le foleil eft le principe des écoulemens & des émanations électriques. L'Electricité eft un fluide répandu dans tout l'univers (1); l'étude de la lumiere, du feu, de la

____

(1) Elle exifte dans tous les corps de la Nature mais dans les uns d'une maniere continue, dans les autres d'une maniere contiguë, ce qui explique les phénomenes des Ifolateurs & Conducteurs. Elle abonde dans les métaux. Elle eft en quantité différentes dans différens corps, &c. &c.

chaleur & du froid en développeront les principes, comme à fon tour l'Electricité perfectionnera nos connoiffances fur ces élémens. Cette belle partie de la phyfique qui, probablement, ne fut pas inconnue à une très haute antiquité, eft chez les modernes dans fa premiere enfance : elle féra le principe d'une foule de découvertes fur le mécanifme, que la Nature emploie dans fes opérations. Elle prouve les loix d'affinité, d'attraction, de répulfion précédemment établies. Elle eft en différens états dans les différentes parties de la furface ou de l'intérieur de notre globe. Elle influe fur la végétation & l'animalifation. Son influence, dans l'atmofphere de la terre, peut expliquer les plus grands phénomenes. Quels font fes rapports avec le magnétifme ? On peut déterminer les bornes de l'action de cet élément fur l'économie de l'Homme.

Des Atmofpheres des corps. Cette matiere eft neuve & très intéreffante : l'électricité peut fur elle nous donner des vues toutes nouvelles. Elle nous montre quel eft la direction du fluide qui conftitue l'Atmofphere d'un corps. Il exifte dans les différens Atmofpheres différentes directions du fluide qui les conf-

titue. L'Atmofphere d'un corps paffe à tra-
vers certaines fubftances qui font imperméa-
bles à ce même corps. Les diverfes Atmofpheres des divers corps ont toutes un principe commun & particulier. En étudiant leurs
effets dans la criftallifation, on découvre que
leur confidération peut nous éclairer fur la
forme même des corps. L'étude des Atmofpheres eft de la plus grande utilité pour celle
de l'économie animale : fur cet objet invifible
comme fur tous les autres qui doivent nous
occuper, nous ramenerons à des principes de
phyfique expérimentale, ce qu'on a rapporté
précédemment à des qualités occultes, & nous
procéderons dans l'examen de ces fubftances,
de maniere à faire appercevoir à l'efprit les
caufes invifibles, par des effets que touche-
ront & calculeront les fens.

Des Vapeurs appellées Gas. Les Gas de même
efpéce ont fouvent différens principes, felon
les bafes différentes qui les ont produits ; la
confidération de ces fubftances prefque élémentaires, a deja expliqué les plus grands
phénomenes ; elle nous a conduit à confidérer, dans la Nature, les forces vives, les forces centrifuges : elle a ouvert à l'Homme le

vaſte empire de l'air : elle promet à la Médecine des merveilles auſſi grandes. En exa-
minant la Nature des différens Gas, leur influence rapide, ſoit funeſte, ſoit ſalutaire dans
l'économie humaine, il faut conſidérer la nature chymique des vapeurs & des airs qui ſe
développent dans cette même économie, ſoit
en état de ſanté, ſoit en état de maladie.

De l'Air. Il eſt compoſé de différens principes ; il contient, dans divers lieux, différentes
proportions, & d'eau, & de gas déphlogiſti-
qué, appellé air pur. Il renferme beaucoup
d'autres ſubſtances encore, qui le diférencient
dans divers climats. Dans la plaine & ſur
les montagnes il modifie diverſement l'économie, ſelon ſes différentes proportions d'eau
principe, ou d'air pur. Le développement d'un
grand nombre de connoiſſances phyſiques &
chymiques, acquiſes ſur la nature & la forme
de cet élément, peuvent éclairer l'art de
guérir, & peut-être celui de prolonger la vie,
& rendre enfin raiſon de beaucoup de phénomenes ; ent'rautres pourquoi l'Air eſt, ainſi
que le diſoit Hippocrate, la pâture de la vie.

De l'Eau. Par différentes décompoſitions,
combinaiſons analiſes, on y trouve les pre-

miers matériaux de la Nature , le feu , la lumiere, les gas de toute efpèce , les terres appellées *élémentaires* , &c. Auffi quelques anciens
Phylofophes la regarderent comme le principe de tout ce qui exiftoit. Tout s'éleve , tout
circule en elle ; elle concourt, difoit Sthaal ,
d'après fon grand maître , matériellement ,
formellement à la compofition , nutrition &
décompofition des végétaux, animaux & minéraux. Le .mode fluido - vaporeux , eft le
mode premier & capital de la Nature ; l'Eau
eft l'élément, la matrice & la forme des trois
regnes. Tout ce qu'elle produit contient l'é-
lément du feu , qu'elle renferme. Ces deux
élémens , dans la Nature , font prefque toujours l'un à côté de l'autre ; l'élément du feu
arrive à l'élément aqueux ; l'Eau fe transfor-
me en fubftance folide qui fe débarraffe de l'a-
quofité. C'eft un aliment, c'eft un médicament.
Avec elle on peut modifier les trois regnes ,
& fur-tout l'économie humaine ; elle fe combine à l'air , la meilleure en contient le plus.
L'art peut opérer cette combinaifon , & améliorer l'Eau au point de rendre falubre , en
un inftant , la plus mauvaife.

De la Congellation & du froid. Tous les corps

dans la Nature ont une proportion fpéciale de principe du feu qui les conftitue corps de tel genre & de telle efpèce. Le feu excédant dans un corps, fon état naturel y produit une atmofphere divergente; c'eft une atmofphere convergente, au contraire, fi ce corps a moins que fa proportion naturelle de feu. Tout corps refroidi ou qui a perdu de fa proportion naturelle de feu, fe comporte relativement à un corps de même efpece, qui a acquis du feu, comme l'atmofphere d'un corps électrifé au plus fe comporte relativement à l'atmofphere d'un corps électrifé en moins. Le froid n'eft donc pas feulement l'abfence d'une partie du feu, mais encore la modification de ce même feu. Le célébre M. de Buffon a preffenti cette grande vérité, lorfqu'il a dit que la Congellation pouvoit préfenter d'une maniere inverfe les mêmes phénomenes que l'inflamation. L'étude de l'électricité, & furtout de fes atmofpheres, peuvent aider fingulierement à développer la nature du froid. Le froid modere le principe de la vie, il modifie l'économie animale. Il eft produit par l'évaporation, dont l'étude, fur divers points de la furface du globe, fournit des principes applicables à l'économie animale.

De la Terre. Elle peut être considérée, & comme élément, & comme corps sensible. Nous ne pouvons trouver nulle part la Terre élémentaire. Tout ce que nous trouvons de terreux ne sont que des mixtes, des substances transformées; nous ne trouvons nulle part une terre simple, par-tout elle est unie, ou au feu, ou à l'air, ou à l'eau. Les Terres se transmuent les unes dans les autres. Ces différentes Terres peuvent être administrées à l'Homme, comme médicamens.

Des Acides. L'Acide primitif & universel, est celui de la lumiere & du feu. Il se combine dans les végétaux & les animaux, dont la décomposition produit les Acides minéraux. Les Acides minéraux ont entr'eux un principe commun, mais des bases différentes. Chacun d'eux forme des combinaisons multipliées.

Chacun d'eux agit différemment dans le corps humain. Observation très-importante pour la pratique de l'art de guérir.

Du principe Salin. L'étude de la cristallisation est très-utile à la Médecine, à la physique, à la chimie & aux arts. Les substances qui

criftallifent , prennent dans l'air , un principe dont on peut déterminer la Nature ; celles qui fe diffolvent laiffent échapper un gas.
Les fubftances en criftallifation ont des atmofpheres , & les modifications apportées
aux atmofpheres en apportent à la forme des
fels. On peut trouver le méchanifme de la formation des fels neutres dans les végétaux ; celle de
la formation & de la tranfmutation du principe falin dans les animaux. —Les différens
fels acides , alkalis fixes & volatils , les fels terreux & minéraux , tous ont des actions différentes fur les différentes parties de l'économie.

Des Eaux minerales. Elles contiennent un
principe falin ou fulphureux , en état fixe ou
gazeux , des vapeurs permanentes peu connues.
Il faut diftinguer les effets du climat & des
eaux. Il faut , fur cette partie , des connoiffances fub-terreftres. Il faut établir des principes fur
l'adminiftration des diverfes eaux minérales.
D'après les progrès de la chimie , l'art peut
imiter leur formation naturelle , & donner à
la Médecine des remedes d'une efficacité auffi
grande que ceux que lui offre la Nature.

Du principe huileux. Il a le plus grand rap,

port avec le principe falin, car les fels peuvent paffer à l'état huileux, & les huiles à l'état falin. La chymie, fur cet objet intéreffant, offre un nombre infini d'expériences nouvelles qui dévoilent le méchanifme de la formation ou décompofition de l'un ou de l'autre principe dans les trois regnes. Le regne végétal offre des huiles graffes, muqueufes, des baumes, des réfines, des huiles volatiles, fluides, concretes, & enfin un atmofphere odorant que l'on appelle efprit recteur. Dans les animaux on trouve ce même principe appellé beurre, graiffe. Le méchanifme de la formation & détérioration du principe huileux & gras dans l'économie végétale & animale eft digne de toutes les recherches du Médecin, & doit le payer par des grandes découvertes, de tous fes travaux. Il eft également intéreffant de rechercher la formation de ce même principe dans l'intérieur du globe, comment il forme les bitumes & les charbons, & quels rapports ont ceux-ci avec le feu continuellement allumé dans certaines parties des entrailles de la terre. Toutes ces connoiffances fervent à déterminer l'action de ces différentes fubftances dans l'économie de l'Homme,

Du soufre. Les animaux & les végétaux, par un certain mode de putréfaction, paſſent à l'état ſulphureux, & de-là, enfin, à l'état métallique. Le ſoufre eſt l'intermede entre les regnes animal, végétal & le minéral ; il a des rapports avec l'économieanimale, où il eſt ſoluble dans preſque toutes les liqueurs qu'elle renferme.

Les charbons minéraux, animaux & végétaux méritent auſſi conſidération. Les expériences modernes nous ont mis ſur la voie de nouvelles recherches ſur leurs principes conſtituans ; ils remédient à différentes altérations dans notre économie, & cet objet abandonné à un pur empiriſme, peut être rapporté à une théorie chimique.

Nous traiterons du corps muqueux dans la troiſieme partie. Nous terminerons ici par une récapitulation ſur le paſſage des mixtes dans les trois regnes de la Nature. Nous verrons comment & pourquoi le feu & l'eau ſe convertiſſant mutuellement l'un dans l'autre, ſe partagent l'empire de notre planète, celui de la lune & probablement des autres ſpheres, comme ils partagent celui de notre économie. Le feu eſt toujours vivant dans les entrailles de notre globe, & les déluges

luges & les volcans ne font que des crifes qui rétabliffent fon équilibre. L'aftre qui nous éclaire donne, à fes différentes parties, une vitalité différente, & tout fon enfemble a une vie, une chaleur, une organifation intérieure qui, rapprochée des vies différentes qu'on trouve à fa furface, prouvent le plan fimple & fublime de l'Auteur de la Nature.

La météréologie eft une branche capitale de la phyfique & de la Médecine. L'anatomie eft le bras droit de la Médecine, difoit Galien, & la météréologie fon bras gauche; celle-ci nous trace, à grands traits, la marche de la Nature, & nous inftruit à préfager la mortalité. Un vrai Médecin doit calculer les effets du climat qu'il habite, il doit obferver la conftitution de l'atmofphere, fes variations, fes influences, ainfi que celle du fol, des vents & des eaux fur l'économie végétale & animale.

Ces connoiffances, trop négligées fans doute, font fouvent néceffaires pour corriger la Nature par la Nature.

B

DEUXIEME PARTIE.

De l'Homme considéré dans son ensemble & dans toutes ses parties : des rapports & de la liaison de son économie avec celle de la Nature.

Tous les êtres dans la nature prennent, par des nuances imperceptibles d'un individu à l'autre, des rapports avec des objets prochains, éloignés & distans. On appelle sens les organes, au moyen desquelles les animaux reçoivent des impressions, & sens internes, leur faculté d'agir sur des objets distans. La Nature a favorisé, de cette derniere propriété, l'Homme seul, à un dégré tellement éminent, qu'il établit ses rapports avec tout l'univers.

De la premiere origine de l'Homme. Sa vie primitive dans l'ovaire de la femme qui n'a pas conçu, est celle d'une graine qui n'est pas fécondée. Par la conception, l'homme arrive à la végétation, il passe ensuite à l'état des animaux amphibies : cette vie imparfaite, dans le sein de sa mere, est beaucoup plus commandée par la vie de sa mere que ne l'est son organisation. Il meurt, pour ainsi dire, à cette vitalité incomplette, pour arriver dans ce monde à la perfection de l'animalité, de laquelle, après un espace limité par les loix immuables de la Nature, son ame se détache pour retourner à l'immortalité.

DES SOLIDES VIVANTS.

Nous considérerons dans l'Homme différens solides & fluides vivans, & nous appellerons la totalité d'un ordre de fluides ou de solides, un système. Ces divers systêmes font entr'eux en une harmonie réciproque : nous les considérerons sous un rapport fixe, moyen & atmosphérique, & rélativement à leurs principes, sous un état salin ou sulphureux, &c. Cette division, qui peut être également portée sur les médicamens, pour en expliquer l'action, est très naturelle & très importante ; elle peut servir de base à une méthode pour étudier l'Homme, la Nature & leurs rapports mutuels.

Un mouvement, une vie particuliere est attachée à chacun de ces systêmes. Chaque systême a son atmosphere & sa vie ; & ces différens systêmes & leurs vies font en rapport les uns avec les autres, comme les cordes bien tendues d'un inſtrument mélodieux. Un trouble porté ſur l'un d'eux, dans un de ſes principes fixes, moyens ou atmoſphériques, produit bientôt des déſordres dans tout le reſte du même ſyſtême, & déſordre dans d'autres, par la raiſonnance plus ou moins forte d'un ſyſtême à un autre. —C'eſt ici que ſouvent l'on confond les effets & les cauſes. Cette diviſion nouvelle aidera mieux à les ſaiſir & à mieux claſſer les genres & les eſpeces de déſordres; par elle on remonteroit plus facilement aux cauſes, dont la connoiſſance rendroit plus facile l'art de rétablir l'harmonie.

Les divers ſyſtêmes ſolides de l'économie ſont les nerfs, les vaiſſeaux artériels, veineux & limphatiques, les tiſſus ſpongieux & cellulaires, les membranes, les muſcles, les articulations & les os.

Chaque viſcere eſt compoſé d'une proportion différente de ces ſolides & de ces fluides. Des conſidérations anatomiques, phyſiques & chimiques, ſur chaque ſyſtême, peuvent éclairer, ſimplifier & donner un nouveau degré de certitude à la Médecine.

Outre les divers mouvemens, attachés à chaque ordre de fluides & de ſolides, mouvemens qui ſe pénétrent & qui s'entre-croiſent dans l'Homme, comme les mouvemens des spheres céleftes fe pénétrent & fe croifent dans l'univers, il exifte encore deux mouvemens généraux dans notre économie comme dans toute la nature : le mouvement progreffif & le mouvement inteftin. Le premier produit combinaifon, le fecond décompofition : ils fe balancent tellement l'un par l'autre que pour peu que l'équilibre foit rompu, l'économie eft modifiée dans un inftant, dans un ou plufieurs de fes fyftêmes.

On remarque dans l'Homme trois grandes cavités. La tête, la poitrine & le bas-ventre. Chacune de ces cavités a une vie propre, chacune entretient la vie générale par une nutrition plus ou moins parfaite. La lumiere, le feu principe, vivifie le cerveau & tout le fyftême des nerfs. L'air reçu dans le poumon va porter une vapeur élaftique & pure, qui de-là fe répandant dans tout le fyftême vafculaire, entretient le mouvement ofcillatoire & la vie. Le bas-ventre, enfin, choifit dans les alimens des mixtes prefque élémentaires, qui reftaurent & récombinent, fans ceffe, la portion élémentaire de feu que les fucs muqueux difféminés, dans tout le fyftême cellulaire, ont perdu.

La vie se manifeste dans les trois cavités sous trois rapports appellés *sentiment*, *mouvement*, *irritabilité*. Ce sont trois modes, trois dégrés, plus ou moins parfaits, de la vie générale. l'Homme peut modifier ces trois fonctions, mais l'irritabilité, qui est la moins parfaite, est le plus en sa puissance. l'Homme peut, par une culture bien entendue, perfectionner ces trois cavités & leurs fonctions : il doit sur-tout exister un art étonnant & sublime de donner au cerveau, dans la premiere enfance, un développement propre à accroître & à perfectionner l'intelligence humaine.

Il est important d'examiner les causes de la génération & de la production de la chaleur & du froid dans les animaux. Pourquoi dans l'état de santé nous avons constamment un état de chaleur de trente-deux dégrés afin d'apporter des modifications locales ou universelles à cette chaleur accrue ou diminuée. Il importe encore de considérer l'influence du soleil sur notre économie : ses effets sur l'Homme dans différentes saisons & dans différens climats : l'influence opposée du satellite de la terre, sur-tout dans certains climats.

En confidérant la différence des vapeurs qui s'élevent de nos humeurs pendant la nuit ou pendant le jour, pendant la veille ou pendant le fommeil ; on parviendra à expliquer les phénomenes, jufqu'ici très obfcurs, de cette reftaurante fonction.

La mort enfin aura nos confidérations philofophiques. Nous verrons comment elle eft tantôt longue, tantôt rapide. On peut expliquer la foule des phénomenes qu'elle produit, felon que fa faulx s'appéfantit fur l'une ou l'autre des trois cavités, fur l'un ou l'autre des fyftêmes fluides ou folides de notre économie ; & d'après ces confidérations, parvenir à ce qu'on defire tant connoitre, les fignes certains d'avec les fignes incertains de la mort.

DES FLUIDES ANIMAUX.

La connoiffance de la chymie eft de la plus grande utilité pour qui veut étudier les principes conftitutifs de nos fluides, & fe rendre raifon des moyens que doit employer l'art pour les modifier. Néanmoins, ces connoiffances néceffaires, font infuffifantes & même dangéreufes ; fi l'on n'y joint les confidérations fur l'effet que produifent fur ces mêmes flui-

des, le mouvement, le feu principe, la chaleur & la vie. Nous sommes bien peu avancés
encore dans cette science essentielle de la Médecine, parce qu'on n'a pas observé, d'une
maniere exacte, la différence physique, qui
existe entre les fluides animaux, vivants &
morts; on a bien moins encore considéré les
divers dégrés de vie, de mortalité, de ces mêmes fluides dans l'économie animale vivante.

Du sang. C'est le plus parfait des fluides animaux, il en est le principe & la fin; divers mixtes le constituent; la partie séreuse, pituiteuse,
qui renferme un principe salin, une partie mu-
queuse, une glutineuse, & enfin une partie rouge.
Toutes doivent être considérées avec le flambeau
de la chymie; ces différentes parties constituan-
tes du sang, circulent dans les différentes parties de notre économie; sa sérosité circule
en vapeur dans le tissu cellulaire, sa partie
lymphatique dans des vaisseaux d'un ordre
particulier, & dans des glandes; son ensemble qui forme un fluide rouge dans des ar-
teres, dans du tissu spongieux & dans des
veines: ces différens systêmes se tiennent entr'eux par des rapports de circulation, peu
déterminés encore.

Ce fluide, qui roule dans des vaisseaux, comme l'eau dans le lit des fleuves, se filtre en une éponge, comme l'eau dans le sable; & les causes générales de ces divers mouvemens appellés *circulation*, dépendent ou d'une vapeur élastique, ou d'une force d'absorption; ces circulations varient pendant le jour, pendant la nuit, dans les différentes saisons de l'année, dans les divers périodes de la vie. L'étude de ces diverses circulations & de leur période est de la plus grande importance.

Différentes vapeurs se séparent ou se combinent au sang en état de santé ou de maladie, & l'air a, sur ce fluide, à sa sortie du corps vivant, différens effets, selon ses états différens de santé ou de maladie, ce qu'il est important de considérer pour juger des alterations de la vie, par l'inspection de ce fluide.

Il faut porter encore des considérations sur le plus ou le moins de vitalité des secrétions de l'économie vivante.

De la saignée. Elle a des effets différens, suivant qu'on la pratique, sur les parties supérieures ou inférieures, sur le tissu spongieux ou sur les vaisseaux.

Du Lait. On peut parvenir à connaître le méchanisme de sa formation & de sa secrétion dans l'économie de la femme. C'est un fluide peu combiné : ses principes sont mal enchaînés, aussi la vie de ce fluide s'altére facilement dans l'économie ; cette altération produit différens effets selon qu'elle porte sur l'un ou l'autre de ses principes constituans.

Du Chyle. Pourquoi paroît-il toujours le même, quelques soient les substances dont on ait été nourri ? Il est une des causes capitales qui influent sur la circulation. Les différens sucs digestifs de la bouche, de l'œsophage, de l'estomac & du pancréas ont différens dégrés d'énergie & de vitalité, ce qui leur donne des modifications qui les rendent propres, tantôt à décomposer à divers dégrés les alimens, & tantôt à en être décomposés, d'où doit résulter, pour l'Homme en état de société, une variété dans la diette.

La Bile est une décomposition des principe du sang. C'est le suc le plus décomposé, mais aussi le plus décomposant de l'économie, & cette maniere de considérer la bile, montre le dessein de la Nature dans cette secrétion ; elle a, comme les autres fluides, une vie propre, & dès qu'elle est altérée, sa décomposition présente des phénomenes qui n'ont point été expliqués.

La digestion dans l'estomac est une fermentation d'un genre particulier, & M. Spalanzani vient de prouver qu'avec la condition de la chaleur & le suc de l'estomac on peut l'opérer dans des vaisseaux passifs.

Il coule tout le long du canal intestinal des liqueurs de différente énergie ; avec trente-deux dégrés de chaleur, elles produisent divers dégrés de décomposition de la masse alimentaire dans les diverses parties de ce canal ; conditions que l'Homme ne peut remplir encore, mais qu'il peut parfaitement connoître.

Les restes du bol alimentaire dans les derniers intestins font les débris organiques des animaux & végétaux qui nous ont nourri. Divers dégrés de vitalité adherent encore à ces mêmes matieres, selon les divers états de santé ou de maladie du corps humain.

Les deux extrémités du canal intestinal font souvent dans des états opposés, ce qui contrarie dans une extrémité les remedes administrés à l'autre. Des considérations sur l'en-

femble du canal inteftinal, doivent être im-
portantes pour la pratique de la Médecine.

Le développement de cette feconde partie
peut démontrer le défaut de la méthode par
laquelle on cultive ordinairement l'anatomie;
elle n'eft prefque qu'une nomenclature, tandis
qu'elle devroit développer un grand nombre
de connoiffances effentielles à la pratique de
la Médecine.

Nous reviendrons encore à des confidérations fur la vie. La Nature a prodigué à l'Homme, toute fa richeffe, en lui donnant la fenfibilité, la mobilité & l'irritabilité; feul, il reçut
de l'être fuprême, la fenfibilité à un dégré éminent. Les végétaux n'ont qu'une irritabilité lé-
gere, la Nature en a été prodigue envers les
infectes, elle conftitue, avec la mobilité, toute
leur vie; & c'eft par cette irritabilité, dont les
principes font fixes & enchaînés dans leur économie, qu'ils éludent quelques caufes de def-
truction pour des animaux plus parfaits; & nous
prouvons toute notre ignorance, lorfque nous
envions à ces êtres, qui femblent n'être que
les premiers effais de la Nature pour la for-
-mation de l'Homme, des prérogatives qui
découlent de leur imperfection.

TROISIÉME PARTIE.

Des substances des trois regnes de la Nature, de leurs combinaisons & de leurs rapports à l'économie entiere de l'homme.

POUR devenir un vrai Médecin, il faut observer, calculer long-temps les grands phénomenes de la Nature, il faut descendre avec le fil de la méditation dans les dédales tortueux de l'économie humaine, il faut parcourir l'immense multiplicité des substances des trois regnes, en rechercher les principes, en observer les effets sur les êtres vivans & inanimés, former enfin un complément & un ensemble de toutes ces merveilles. Ce n'est qu'après ces travaux immenses qu'on peut devenir le Ministre de la Nature, & dérober à ce Protée l'art étonnant de le diriger, de l'enchaîner par ses propres liens; on peut alors, en s'associant à son pouvoir divin, resserrer les liens de la vie qu'il dissolvoit, conserver les individus qu'il négligeoit, & perfectionner les especes. Tel est l'objet de la partie pratique de la Médecine appellée *Matiere Médicale.*

Nous renfermerons, en deux classes principales, les substances des trois regnes.

Premiere Claſſe. Subſtances nutritives.
Deuxieme Claſſe. Subſtances non-nutritives.

SUBSTANCES NUTRITIVES.

La Nature mêle toujours quelque choſe de non-nutritif aux ſubſtances qui nourriſſent le plus; en cela elle a des deſſeins qu'un obſervateur attentif peut reconnoître & manifeſter.

Cette diviſion générale de ſubſtances nutritives & non - nutritives, conduit à traiter d'abord de la nutrition, de la maniere la plus étendue. Cette cauſe de deſtruction qui eſt eſſentiellement une cauſe de conſervation & de réproduction, modifie, par ſes influences variées, diverſement, les différens êtres vivans & leurs divers organes. Le méchaniſme de ces effets n'eſt pas moins curieux qu'utile à connoître.

Les principes nutritifs ſont en petit nombre, mais les ſubſtances nutritives ſont très multipliées; elles ſont combinées à une foule d'autres principes qui ne nourriſſent pas. Toutes ces ſubſtances pourroient ſeules conſtituer une Matiere Médicale. On a peut-être trop négligé, dans la Médecine moderne, cette partie eſſentielle de l'art de guérir; ſon importance fut tellement ſentie par les Anciens, que

quelques·uns d'eux, artachés à modifier l'é-
conomie uniquement par l'art de la diette,
prirent le nom de *Diététiques.* En effet on fait
bien médicamenter, quand on fait bien nourrir.

Le principe nutritif, comme nous le verrons, eft dans fon origine une férofité faline,
qui fe convertit en corps muqueux, gomeux,
fucré, farineux, glutineux, amidonneux &
huileux; ce principe nutritif, en s'élaborant,
fe dégage de plus en plus du lien d'aquofité.
Rien de plus fatisfaifant que les études de ces
élaborations.

Ces principes doivent être confidérés à des
proportions différentes, dans les différentes
fubftances nutritives fpécialement détaillées,
telles que les herbes, les graines, les fruits muqueux, fucrés, huileux, les animaux terreftres,
aériens & aqueux.

Les mots *Diette animale* ou *végétale* veulent
être ulterieurement fpécifiés, parce que dans
la diette végétale on peut trouver les principes les plus putrides de la diette animale,
& dans celle-ci les principes fimples de la
diette végétale : c'eft ainfi qu'en donnant à
deux animaux deux principes différens, pris
dans un végétal dont nous fommes nourris

tous les jours, l'un périt d'hydropisie, & l'autre de gangrene; maladies qui font aux deux extrémités de la chaîne des infirmités humaines.

Il eft curieux & intéreffant de rechercher comment le principe nourriffant paffe entier ou en partie décompofé dans l'économie, & quel eft ce genre de décompofition.

En faifant l'énumération des principaux végétaux & animaux qui fervent à nous nourrir, on verra comment la Nature fe dérobe à des regards peu attentifs, par des combinaifons, des proportions qui varient fans ceffe. Le fecret de la Nature eft celui des proportions

L'Homme en état de fociété décompofe, diffocie divers principes nutritifs pour les recombiner; fa nourriture devient à ce moyen plus analogue à fa délicateffe acquife, & l'art de la cuifine que lui a dicté un inftinct perfectionné, devient en état de fociété un art auffi néceffaire que l'art de la Pharmacie, né de la théorie & de l'obfervation.

La *Diete du poiffon* doit être traitée d'une maniere particuliere; elle eft en général, moins analogue à notre économie, que la diette animale ou végétale; auffi produit-elle, dans

notre

notre économie, des effets qui lui font particuliers.

Nous ufons, avec les alimens, de fubftances qui ne nourriffent pas & qu'on nomme *affaifonnemens*. Çès fubftances font fouvent effentielles à la nutrition, parce qu'elles aident la décompofition des fucs nutritifs ou celle des fucs digeftifs. La claffe des médicamens, proprement dits, offre ces fubftances.

Les plantes alliacées que l'Homme recherche fous tous les climats, méritent des confidérations fpéciales.

Les boiffons modifient rapidement notre économie en modifiant rapidement la férofité animale. On peut rendre raifon de l'inftinct qui nous porte, dans tous les climats, à ufer des boiffons fermentées & des efprits éthèrés. Ces liqueurs vivifientes produifent dans l'économie, des effets différens, felon qu'elles s'y trouvent dans l'état ou de fimple volatilifation ou de décompofition. L'eau fimple, non - feulement charie les alimens dans notre économie, mais auffi s'y convertit en principes nutritifs : elle eft un aliment, elle eft un médicament ; & l'on doit l'adminiftrer différemment, combinée felon qu'un état ou falin ou fulphureux prédomine dans l'économie.

C

DES SUBSTANCES NON-NOURRISSANTES; ou des Médicamens.

Il eſt bien difficile d'établir un ordre lumineux dans la foule immenſe des Médicamens uſités. L'ordre des trois regnes eſt peut-être encore le meilleur. En établiſſant des diviſions on ne doit, néanmoins, pas s'y attacher trop ſtrictement, afin de voir comment le même effet eſt produit par des mixtes choiſis dans chacun des trois regnes.

Nous avons conſidéré dans la premiere partie les effets des élémens, des principes & des mixtes dans l'économie humaine; nous conſidérerons dans celle-ci les effets des ſubſtances des trois regnes, ſans négliger les combinaiſons opérés par l'art de la chymie & de la pharmacie.

Pour mieux ſaiſir les effets des Médicamens, nous conſidérerons leur influence, ou ſur l'irritabilité, ou ſur la mobilité, ou ſur la ſenſibilité, qui font trois dégrés plus ou moins perfectionnés de la vie. L'irritabilité la moins parfaite de ces trois fonctions, eſt ce qu'il eſt le plus en notre pouvoir de modifier: le mouvement & le ſentiment peuvent auſſi l'être, mais plus difficilement.

Nous rappellerons ici la maniere dont nous avons confidéré des principes fixes, moyens ou fubtils, de nature fulphureufe ou faline ; nous reporterons ces confidérations & fur l'économie, & fur les Médicamens.

REGNE VÉGÉTAL.

Après avoir vu, à l'article de la nutrition, les fubftances végétales qui fourniffent à l'économie, nous confidérerons les végétanx qui l'agacent, l'irritent & lui enlevent quelques principes. Ces fubftances renferment des principes qui ont outre-paffé l'état de mucilage. On verra d'abord les *âcres* qui font *diffolvans*, *vomitifs*, *& purgatifs*. Le méchanifme de leur action eft digne de toutes nos recherches ; & fans jamais négliger les obfervations de l'empirifme, on les réduira, par l'art de rapprocher les faits, en corps de doctrine ; a ce moyen la théorie & l'obfervation feront unis enfemble.

Les divers *vomitifs*, les divers *purgatifs* ont une action différente fur les différentes parties du canal inteftinal. Il eft un art de corriger ces remedes pour les approprier, pour ainfi dire, à notre économie. *Les évacuáns*, *animaux & minéraux ,* doivent obtenir ici quelques confidérations. On recherchera toujours ce que l'art de la chymie nous apprend de leurs conbinaifons.

L'énumération faite , des végétaux , qui évacuent & décompofent les fucs muqueux , & qui agiffent principalement fur l'irritabilité , nous pafferons aux fubftances végétales qui fixent ce même principe dans l'économie , & qui moderent fes divers mouvemens. Ces remedes ont été appellés *aftringens* ou *toniques.* Tous ceux de cette claffe ont , comme ceux de la précédente , un principe chymique qui leur eft commun. Il eft néceffaire d'en rechercher la nature , & d'en obferver les effets dans notre économie. En traitant des fubftances végétales , aftringentes & toniques , nous ne manquerons point d'appliquer nos principes aux aftringens , animaux & minéraux.

Après avoir vu les fubftances végétales qui ajoutent ou enlevent quelque chofe à l'économie & qui fufpendent fes mouvemens, nous pafferons aux végétaux , qui , par leurs principes , provoquent le mouvement à la périphérie du corps , & qu'on nomme *diaphorétiques ;* on ne négligera point ce principe dans les autres regnes , & toujours avec le

flambeau de la chymie, & par la connoiffance de notre économie, nous éclairerons
l'obfervation & l'empirifme.

Enfin on traitera des fubftances végétales
qui agiffent fur la fenfibilité, & fur-tout de celles
qui la moderent. Ces remedes fédatifs font
rangées dans des claffes qu'on appelle végétaux *amers*, *fétides & narcotiques*

Dans les claffes ci-deffus énoncées, doivent
entrer tous les végétaux ufités en Médecine.

Si l'on claffoit les médicamens par leurs
effets, tous ceux de nature différente, prefque tous enfin, entreroient dans la même
claffe; car il n'y a pas de plantes proprement vomitives, purgatives, aftringentes ou
diaphorétiques : leurs effets varient felon les
dofes & les états différens de l'économie.

Une autre confidération non moins importante encore, c'eft que les principes des
médicamens végétaux ne fe trouvent pas purs,
fimples & ifolés dans chaque végétal. Un
principe eft mêlé dans des proportions différentes à d'autres, que l'on retrouve dans des
claffes, des genres & des efpeces différentes.
Le fecret de la Nature, fon plus grand fecret, eft celui des proportions; & fur cet objet que l'Homme ne pourra jamais fuivre

C 3

dans tous ſes détours, il doit porter l'œil de
l'obſervation & un certain dégré d'empiriſme.
ce mêlange de divers principes, de diverſes
proportions nous empêche d'avoir un ordre
ſuivi, dans les claſſes, dans les genres & même
dans les eſpeces; & tous nos efforts en ce
genre n'aboutiront jamais qu'à bien réunir
quelques chaînons de la chaîne infinie de la
Nature.

M. Bernard de Juſſieu, en obſervant l'organiſme des plantes, a tenté, non ſans quelque ſuccès, de les claſſer par ce même organiſme, & les plantes qui, dans les autres
ſyſtêmes, étoient les plus éloignées les unes
des autres, ſe ſont trouvées dans ce ſyſtême,
ſe correſpondre par leur organiſme, par leurs
principes & leurs propriétés dans l'économie.

Il ſeroit bien à deſirer qu'on nous donnât
des analyſes complettes, c'eſt-à-dire des réſul-
tats d'analyſes des végétaux; & que, d'a-
prés ce travail, on formât des claſſes des
genres & des eſpeces: que d'autres nous of-
friſent le même travail ſur les végétaux d'après
leur organiſme; que d'autres enfin formaſſent
des claſſes, des genres & des eſpeces, d'après
les effets dans l'économie. Ces travaux réunis
de la chymie, de la Médecine, s'éclairciroient

mutuellement, & nous découvriroient enfin la marche de la Nature, difficile à connoître.

REGNE ANIMAL.

Ce regne nous fournit principalement des fubftances nutritives, il nous fournit auffi de très puiffans médicamens, & la plûpart, pour me fervir de l'expreffion chymique, font appropriés à notre économie. On y doit confidérer *les principes terreux, acides, alkalins, fœtides, fulphureux, fixes, & volatils* que fourniffent les infectes, les reptiles & les autres animaux.

On doit confidérer encore les principes *âcres, feptiques & décompofans* que la Nature & l'art nous fourniffent dans cette claffe.

Nous traiterons fpécialement du feu coagulé, du foufre animal, appellé *phofphore*. Il produit, en fe décompofant, un acide auquel un favant Chymifte (M. Sage.) a fait une attention fpéciale. Les alchymiftes l'ont regardé, de tout temps, avec étonnement, comme le plus grand agent des décompofitions minérales. L'action, dans l'économie animale, *du phofphore & de fon acide* eft également étonnante, comme le prouvent nos nombreufes expériences.

C 4

REGNE MINÉRAL.

Les principes métalliques font des fubftances qui ont outre-paffé l'animalité, & nous n'avons d'elle aucune analyfe parfaite.

Les métaux & demi-métaux contiennent une quantité confidérable de principe de feu & d'électricité : ils abondent en un gaz inflammable, que M. Becker appelloit l'ame des métaux. Le phlogiftique auquel, depuis ce grand homme, on n'a point attaché d'idées bien fixes, eft un être fans lequel on peut expliquer, aujourd'hui, les révifications des chaux métalliques. Nous rendrons hommage aux travaux de ce Maître immortel, de Sthaal, & nous avoûrons les idées que fes différens ouvrages, & entr'autres fon *œdipe chymique*, nous ont fourni fur la matiere de ce cours.

Les métaux & demi-métaux différent entr'eux felon la proportion & la combinaifon des principes falins & fulphureux.

Nous avons trois grands menftrues pour agir fur les fubftances métalliques, le principe falin, le foufre, & le mercure.

Les différens métaux ont différentes atmofpheres, au moyen defquelles ils agiffent de très loin les uns fur les autres. —Ils agiffent diverfement fur les divers fyftêmes de l’économie animale.

Le regne minéral a la plus grande répugnance à s’allier au regne animal vivant; de cette répugnance on doit déduire des principes pour l’adminiftration des fubftances métalliques.

Lorfque ces fubftances ont été introduites dans l’économie, elles en doivent fortir, ou par la voie des felles, ou des urines, ou des fueurs: en traverfant l’économie fouvent elles la clarifient comme en traverfant les liqueurs troubles: mais on doit faire rarement ufage de ces grands moyens qui font contraires à l’économie: ils font contraires à la végétation, ils font contraires à l’animalifation. Il faut porter ces fubftances à la divifibilité la plus extrême pour les adminiftrer dans l’Homme & fous ce point de vue la plûpart des préparations de l’alchymie, qui operent cette divifibilité prefque jufqu’à décompofition, font de grands remedes qu’on a cherché, à tort, à fimplifier.

On traitera, d’une maniere particuliere, de toutes les fubftances métalliques & demimétalliques, de leurs préparations différentes & des remedes principaux qu'elles fourniffent à la Médecine, en état de régule, de chaux & de combinaifons falines & fulphureufes.

Après avoir ainfi vu la Nature dans fon enfemble, & fes détails, il nous refte à confidérer deux grandes opérations, *la fermentation & la putréfaction*

La fermentation eft une efpèce de vie; la vie une efpèce de fermentation; & toutes les fubftances propres à arrêter, provoquer ou détruire cette opération de l'art, ont la plus grande influence pour arréter, provoquér ou éteindre les mouvemens de la vie. L'économie & les médicamens doivent être encore confidérés fous ce rapport.

C'eft par une efpèce de fermentation que l'économie animale s'entretient & fe nourrit: c'eft par une autre efpèce de fermentation appellée *putréfaction*, qu'elle s'altére & fe détruit; la premiere l'accroît & la régénére fans ceffe. La feconde décompofe & diffipe fes principes élémentaires. Il faut confidérer les produits de cette décompofition, comparés à ceux des autres décompofitions, par le feu & par l'eau : il faut confidérer les divers phénomenes des diverfes putréfactions, felon qu'elles portent d'une maniere lente ou rapide fur les diverfes humeurs, les différens fyftêmes, les divers organes de l'économie. D'après ces vues on peut redonner aux fubftances vivantes ce qui leur eft enlevé par la putréfaction : on peut enchaîner le feu principe, qui fe diffocie ; & fur ces différens objets, éclairer l'empirifme & corriger fes erreurs.

Les Topiques, à raifon de leur utilité, de leur importance, feront ici confidérés avec attention. Ils agiffent, fur notre économie, d'une maniere encore peu déterminée. Ils modifient & reportent à l'intérieur la plus grande partie du fluide invifible qui conftitue l'atmofphere animal, & ce fluide en ouvrant le réfeau des parties, réfout & déplace le fluide étranger, qui, par fon épaiffiffement, formoit engorgement & obftruction.

L'art de la pharmacie a des droits à nos confidérations. D'après toutes les vues précédentes, il fera facile d'indiquer & de faifir les régles & les moyens de combiner enfemble plufieurs fubftances fimples.

Ce plan paroîtra, fans doute, immenfe ; néanmoins il n'offre que l'apperçu d'une partie des connoiffances néceffaires au vrai Médecin. Nous efpérons le développer dans un cours avec d'autant plus de confiance, qu'il eſt l'objet de nos leçons depuis pluſieurs années. En nous attachant à des principes, nous indiquerons l'art de lier une foule de faits dont l'immenſité n'effraye jamais que par leur diſſociation. Nous ne chercherons à donner, au jeune Médecin, que le deſir & l'art d'arriver à la ſcience. Nous aurons rempli notre tâche, ſi nous avons fait naître dans ſon ame le goût de l'étude & de la méditation. Puiſſent nos efforts pour tracer un ſillon dans le vaſte champ de la Nature, engager les autres à le cultiver après nous. Cette culture, bien entendue, donnera aux Gouvernemens, & à l'eſpèce humaine, des tréſors dignes de la richeſſe & de l'inépuiſable fécondité de la Nature.

Typis mandetur CAROLUS SALLIN,
Decanus Facultatis Medicinæ.

FIN.

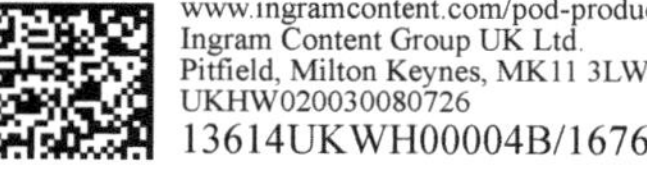
www.ingramcontent.com/pod-product-compliance
Ingram Content Group UK Ltd.
Pitfield, Milton Keynes, MK11 3LW, UK
UKHW020030080726
13614UKWH00004B/1676

9 782019 286774